ASSOCIATION DE BIENFAISANCE

DES

PROTESTANTS RÉFORMÉS DE LA VILLE DE LYON

Reconnue d'utilité publique par décret du 16 juin 1910

LA LUTTE

contre

la Propagation

de la Tuberculose

dans les familles pauvres

LYON

A. REY, IMPRIMEUR-ÉDITEUR

4, RUE GENTIL, 4

1912

ASSOCIATION DE BIENFAISANCE

DES

PROTESTANTS RÉFORMÉS DE LA VILLE DE LYON

Reconnue d'utilité publique par décret du 16 juin 1910

LA LUTTE

contre

la Propagation

de la Tuberculose

dans les familles pauvres

LYON

A. REY, IMPRIMEUR-ÉDITEUR

4, RUE GENTIL, 4

1912

ASSOCIATION DE BIENFAISANCE

DES

PROTESTANTS RÉFORMÉS DE LA VILLE DE LYON

Reconnue d'utilité publique par décret du 16 juin 1910

Cette brochure s'adresse à tous ceux qui veulent collaborer activement à la lutte contre la propagation de la tuberculose dans les familles pauvres de notre région lyonnaise si cruellement éprouvée. Ils trouveront, dans ce résumé succinct de la causerie faite à notre dernière Assemblée par M. le Dr Froment, tous les renseignements pratiques dont ils peuvent avoir besoin et toutes les données scientifiques dont ils doivent s'inspirer, pour que leur bonne volonté et leurs efforts ne demeurent pas inefficaces. Nous leur conseillons de **conserver cette brochure très soigneusement** *et de la considérer comme un très utile vade-mecum qui leur permettra, en attendant la création d'œuvres nouvelles pour tuberculeux pauvres, dont la nécessité s'impose, d'utiliser toutes celles qui existent déjà pour le plus grand bien de leurs protégés.*

LA LUTTE

contre

la Propagation de la Tuberculose

DANS LES FAMILLES PAUVRES

La tuberculose est pour notre pays un tout aussi redoutable fléau qu'est la peste pour les Indes : chaque année, et avec une impitoyable régularité elle nous ravit, dans toute la force de l'âge, 150.000 vies humaines, l'équivalent de la population d'une ville comme Toulouse. Si la mortalité générale est, en dépit des qualités de notre climat, de la prospérité du pays et de l'instruction du peuple, plus élevée en France qu'en Allemagne, en Suisse, en Belgique et surtout qu'en Angleterre et aux Pays-Bas, c'est que la tuberculose, ainsi que le constate le Directeur de l'Assistance et de l'Hygiène publiques dans son récent rapport, y sévit plus cruellement qu'en tout autre pays. Les trois régions où la tuberculose fait le plus de ravages sont, pour notre pays : la région parisienne, la Bretagne et la *région lyonnaise*, trois régions minées par l'alcoolisme. Il existe, en effet, ainsi que le note encore M. Mirman, une minutieuse concordance entre les départements où l'on meurt le plus de tuberculose et ceux où l'on boit le plus d'alcool.

La lutte contre la tuberculose n'est donc pas seulement une question nationale, c'est une question locale dont aucun d'entre nous ne peut se désintéresser.

Les quartiers pauvres et populeux sont les plus atteints, et le quartier Moncey, la Grande-Côte, Saint-Georges constituent des foyers d'élection, des centres de contamination. Dans ces quartiers, il existe de véritables maisons maudites, des garnis pour la plupart, et les pauvres êtres que la misère y accumule semblent des proies désignées d'avance à la redoutable dévastatrice : le quart des décès dus à la tuberculose se concentre à Lyon sur près de cinq cents maisons. La tuberculose s'attaque de préférence aux malheureux, aux déshérités, aux vaincus de la vie ; ce sont ses victimes de choix et l'on a pu dire, trop justement, hélas ! que la fréquence et la gravité de ses coups sont, pour un individu considéré, en raison inverse du taux de ses revenus. Il n'en est pas moins vrai que ces foyers de contagion, qui se développent ainsi sans obstacle à quelques pas de la demeure du riche, le menacent lui et ses enfants. Une étroite solidarité nous lie au malheureux qui agonise sur un grabat auprès de pauvres êtres souffreteux qu'il va entraîner dans la tombe. Et si la simple charité ne nous faisait pas un devoir d'engager la lutte contre

ce redoutable fléau, le plus strict intérêt, le plus étroit
égoïsme nous le conseillerait et nous dirait : « Si tu
veux préserver tes enfants de la tuberculose, efforce-
toi de détruire ces foyers dont le développement te
menace toi et les tiens. »

Comment se propage la Tuberculose.

Les travaux de Villemin, qui, en 1865, réussit à
inoculer à des lapins de la matière tuberculeuse, et de
Robert Koch, qui, en 1882, découvrit le bacille de la
tuberculose, ont non seulement établi scientifiquement la contagiosité de la tuberculose, ils ont per-
mis d'étudier et de déterminer exactement son mode
de propagation.

Le bacille de Koch est disséminé, semé pour ainsi
dire par le tuberculeux qui tousse et qui expectore :
les crachats, les particules de salive projetées par la
toux en véhiculent un très grand nombre. Ces bacilles
ont une vitalité d'autant plus grande qu'ils ont été
plus fraîchement et plus récemment émis : aussi la
tuberculose se propage-t-elle surtout à ceux qui
cohabitent avec le malade, aux proches parents, aux
voisins, aux camarades d'atelier. Les crachats dessé-
chés et les poussières disséminent encore des bacilles
vivants, mais ces bacilles sont de moindre virulence.
La contagion animale est beaucoup plus rare que la
contagion humaine : Arloing a eu cependant le mérite
de montrer qu'en dépit de l'opinion de R. Koch,

la tuberculose des bovidés pouvait se transmettre à l'homme par la viande et par le lait. Ce mode de contagion un peu spécial paraît surtout menacer l'enfant, le nourrisson élevé au biberon. Les œuvres qui, comme les crèches, les gouttes de lait, mettent à la disposition des mères pauvres du lait de bonne qualité soigneusement stérilisé collaborent efficacement à la lutte contre la propagation de la tuberculose.

Lorsque l'on étudie les lois qui régissent la dissémination de la tuberculose, on s'aperçoit enfin qu'il ne suffit pas de mettre un homme bien portant en contact avec un malade pour qu'il devienne tuberculeux. La « graine » tuberculeuse ne se développe pas dans tous les terrains humains mais seulement chez les prédisposés, les faibles, les débiles, les surmenés, les organismes minés par le chagrin, l'alcoolisme, la maladie ou la misère. Une amélioration de l'état général obtenue par du repos, de la suralimentation, de la mise à l'air et au soleil, suffit souvent à conjurer définitivement une tuberculose débutante. S'agit-il d'une tuberculose plus avancée, l'amélioration de l'état général se traduira encore par un arrêt momentané dans l'évolution désormais fatalement progressive de la lésion. On diminuera donc dans une notable proportion le nombre des victimes de la tuberculose en s'attaquant activement à toutes les causes qui, en affaiblissant la résistance de l'organisme, favorisent d'autant le développement de l'infection tuberculeuse.

L'hérédité tuberculeuse n'est pas aussi fatale qu'on l'a prétendu. Tous les médecins admettent à l'heure actuelle que l'enfant du tuberculeux hérite d'une simple prédisposition à l'infection tuberculeuse mais non de la maladie elle-même. L'œuvre fatale se complète trop souvent, hélas ! l'enfant simplement prédisposé trouvant la contagion à son berceau. Mais qu'il soit isolé, élevé à la campagne loin de tout foyer tuberculeux, et il pourra devenir un être normal et plein de santé.

L'organisation pratique de la lutte contre la propagation de la tuberculose.

Prodiguer des soins aux tuberculeux qui veulent bien venir aux consultations d'hôpitaux ou de dispensaires, et qui y viennent toujours trop tard, leur donner des remèdes et des bons de viande et les hospitaliser lorsqu'ils sont à bout de forces, ce n'est en aucune façon organiser la lutte contre la tuberculose. C'est s'avouer vaincu, c'est, devant le plus redoutable et le plus puissant des ennemis, prendre timidement une attitude de défense. Il faut prendre l'offensive, il faut aller organiser la lutte résolument et scientifiquement dans ces familles pauvres qui ne savent pas et qui ne peuvent pas se défendre. Déjà les dispensaires antituberculeux du type Calmette ont compris la nécessité d'envoyer des enquêteurs qui pénètrent dans les familles de tuberculeux pour y étudier le mal et pour y organiser la lutte. Il faut multiplier le nombre de ces éclaireurs, de ces pionniers de l'hygiène qui vont résolument dans les familles pauvres que la tuberculose décime ou qu'elle menace, et qui s'efforcent par tous les moyens de circonscrire les progrès du mal. Dépister les tuberculoses qui s'ignorent, qui s'aggravent faute de soins, et qui bientôt seront incurables, adresser au médecin tous les suspects, obtenir des malades qu'ils se conforment aux prescriptions médicales et qu'ils se soignent avec régularité et persistance, veiller sur l'entourage du malade, le prémunir et le protéger contre l'infection, fortifier par tous les moyens l'organisme des débilités et des candidats à la tuberculose : telle est la tâche urgente et multiple qui s'impose à tous ceux qui veulent réellement collaborer à la lutte contre la propagation de la tuberculose dans les familles pauvres. Le diaconat, disait très justement M. Doumergue, est le corps directement désigné pour entreprendre efficacement, au nom des Eglises protestantes de France, la lutte contre la tuberculose. Nul, en effet, n'est mieux placé que le visiteur et la visiteuse pour défendre, contre la redoutable maladie qui la guette, la famille indigente confiée à ses soins. Ils apporteront, non seulement une aide pécuniaire, mais des conseils éclairés ; ils veilleront pour parer les premiers coups toujours sournois de la sombre visiteuse ; ils seront là pour indiquer au malade découragé, prêt à s'abandonner sans défense à la fatalité, les œuvres susceptibles de lui venir en aide à lui et aux siens; ils l'encourageront aux heures de désespoir en lui montrant qu'il peut recouvrer la santé; ils lutteront pied à pied contre la misère, l'ignorance et l'incurie qui se liguent pour livrer ces malheureux sans défense à la tuberculose toujours aux aguets et toujours menaçante. S'ils agissent avec tact, douceur et fermeté; s'ils savent penser toujours à la tuberculose sans en parler jamais et si surtout, comme l'écrivait votre président, M. Bellemin, ils ont su d'abord gagner le cœur du peuple, leurs conseils seront écoutés et ils auront la joie d'avoir sauvé quelques existences humaines. Mais pour remplir ce rôle, il faut qu'ils sachent très exactement ce qu'ils doivent faire et ce qu'ils doivent conseiller dans chaque cas particulier. Nous allons l'indiquer avec autant de précision qu'il nous sera possible, en nous efforçant de tirer parti de toutes les œuvres lyonnaises qui sont actuellement à notre disposition.

Des soins à donner aux tuberculeux et des œuvres qui s'en occupent.

La tuberculose est une maladie guérissable, il faudrait même dire aisément curable si la guérison complète n'exigeait des soins prolongés et une longue surveillance. Mais la guérison n'est possible, elle n'est complète que si la tuberculose est rapidement diagnostiquée et aussitôt traitée. Malheureusement, la maladie ne se déclare pas ouvertement : le malade maigrit, perd ses forces et son appétit; il a parfois une petite toux sèche et parle d'un rhume négligé, mais il ne se sait pas vraiment atteint. Lorsqu'il viendra consulter un médecin, presque toujours, s'il s'agit d'un ouvrier, il sera beaucoup trop tard et tout espoir de guérison sera perdu.

Le visiteur ou la visiteuse devront *dépister ces tuberculoses qui s'ignorent.* Ils devront envoyer à la visite médicale, sans les effrayer et sans leur laisser deviner quelles sont leurs craintes, tous ceux qu'ils jugent suspects, tous ceux qui présentent une altération notable de l'état général, qui maigrissent, qui toussent. Quand bien même ils enverraient souvent au médecin de faux tuberculeux, ils feront œuvre utile, car toutes les tuberculoses qu'ils dépisteront ainsi seront des tuberculoses au début, des tuberculoses curables qui, sans eux, privées de tout traitement, se seraient certainement aggravées.

Ces malades, ou ces suspects, seront envoyés à la visite médicale *(Consultations de l'Infirmerie protestante, Société des pauvres malades, Consultations du Dispensaire général* et du *Bureau de Bienfaisance).*

Le triage] opéré et le diagnostic porté, comment fera-t-on soigner le tuberculeux ainsi reconnu?

Ces soins ne pourront être qu'exceptionnellement demandés à l'Infirmerie protestante ou à la Société des pauvres malades, et ceci, pour les raisons suivantes :

Si l'on acceptait tous les tuberculeux à l'Infirmerie, il n'y aurait bientôt plus de place pour les autres malades, et si l'on gardait ces tuberculeux pendant la longue période que nécessite leur cure, on ne pourrait en hospitaliser qu'un nombre très restreint. On ne peut songer davantage à les soigner à domicile, par l'entremise de la Société des pauvres malades, qui n'est pas en état d'assumer utilement une pareille charge.

Que faut-il donc faire pour ces malheureux ?

Lorsqu'il s'agit de formes débutantes, le mieux serait encore de les envoyer dans un *sanatorium populaire*, c'est-à-dire, en fait, lorsqu'il s'agit de la région lyonnaise, au *sanatorium d'Hauteville*.

Quoi qu'on ait pu dire ou penser des sanatoria, ces établissements sont les seuls où un tuberculeux de la classe pauvre puisse vraiment guérir. Malheureusement, les malades ne peuvent y être admis, faute de place, que trois mois environ après s'être fait inscrire. Il faut donc les soigner en attendant leur entrée au sanatorium.

Si les malades présentent des accidents aigus (crachement de sang, fièvre, bronchite), il est tout indiqué de chercher à les faire entrer dans un service d'hôpital (Infirmerie protestante ou hôpitaux civils), mais on se souviendra bien qu'il s'agit là d'une solution provisoire, le malade ne pouvant y rester jusqu'à son entrée au Sanatorium. On ne pourra, à leur sortie de l'hôpital, les envoyer dans des asiles de convalescents, asiles protestants (asile Morlot, asile Déthel) ni à des asiles civils (Long-Chêne, asile Clément-Livet). Les tuberculeux ne doivent pas y être admis, car ils risquent de contaminer les vrais convalescents, que l'on doit toujours considérer comme des candidats à la tuberculose. On doit, en tout cas, en exclure rigoureusement toutes les tuberculoses ouvertes, c'est-à-dire tous les tuberculeux qui présentent encore dans leurs crachats des bacilles de Koch.

Tous les tuberculeux qui ne peuvent pas ou qui ne peuvent plus être hospitalisés doivent être adressés aux *consultations des dispensaires antituberculeux* (consultation spéciale du Dispensaire général et Dispensaire antituberculeux). Les malades y trouveront, avec les conseils médicaux, les remèdes et souvent même des bons de viande; on leur apprendra l'usage des crachoirs de poche qui évitent, dans la mesure du possible, la contamination familiale ; parfois même, on fera des désinfections domiciliaires. Sans exagérer l'importance des dispensaires antituberculeux, il faut reconnaître qu'ils apportent à la lutte antituberculeuse, sinon l'équivalent du sanatorium et de l'hôpital de tuberculeux, incontestablement plus efficaces, du moins une arme plus pratique et plus facilement maniable. Le dispensaire antituberculeux est apte à soigner toutes les formes de la tuberculose, y compris les plus sévères, celles qui ne peuvent guérir mais qui peuvent être prolongées. Tous les tuberculeux chroniques inguérissables, susceptibles encore d'un effort social, peuvent venir y chercher réconfort et soutien sans abandonner leur tâche quotidienne. Le dispensaire conviendra encore au tuberculeux qui, sorti de l'hôpital, attend son entrée au sanatorium, ou au tuberculeux convalescent qui doit continuer à se soigner et à se faire surveiller s'il veut garder le bénéfice de son amélioration ou de sa guérison. Non seulement le tuberculeux s'améliore lentement, mais l'amélioration est souvent précaire; elle ne se consolide qu'à force de soins, de temps et de précautions; les rechutes sont fréquentes et remettent souvent tout en question. Le tuberculeux ne pourra être déclaré guéri qu'après avoir, pendant plusieurs mois, présenté une santé normale.

Mais le dispensaire antituberculeux ne convient pas au tuberculeux arrivé au terme de son calvaire, qui ne peut quitter son lit et dont les jours sont comptés. L'hôpital n'ouvre qu'à regret ses portes à ce malheureux qui va occuper sans profit un lit pendant des semaines et quelquefois des mois. Le sanatorium le refuse impitoyablement, car il ne doit s'occuper que des formes débutantes et des formes curables. Les hôpitaux de tuberculeux sont encore à créer. Seule l'*Œuvre de l'abbé Papon* offre un asile à tous les tuberculeux indistinctement et même à ceux qui sont irrémédiablement condamnés.

Et cependant il est doublement cruel de refuser un asile à ces malheureux, et pour eux, et plus encore pour les leurs qui, jeunes et vieux, épouse, parents ou enfants, vivant continuellement dans la chambre du malade, vont assister à son agonie lente et contracter inévitablement à son chevet la terrible maladie. Pour sauvegarder ces existences humaines que la contagion guette, il faut s'efforcer de faire hospitaliser ces malades. Si l'on n'y parvient pas, il faut isoler à tous prix les enfants qui, victimes déjà marquées au front, grouillent autour du lit du phtisique agonisant.

En terminant cette revue rapide des œuvres qui s'occupent des tuberculeux, force nous est bien de constater qu'elles sont en nombre beaucoup trop restreint. *Nous manquons de sanatoria populaires :* il faudrait disposer d'un assez grand nombre de lits pour pouvoir y recevoir d'emblée et pour y garder jusqu'à leur guérison toutes les tuberculoses débutantes et curables. *Nous manquons d'asiles ou d'hôpitaux spécialement consacrés aux tuberculeux* où l'on puisse isoler de leur milieu familial, aussi longtemps qu'il sera nécessaire, tous les tuberculeux quelle que soit la période d'évolution de leur maladie : beaucoup y trouveraient encore sinon la guérison complète du moins une amélioration notable et, au pis aller, un asile où abriter leurs souffrances.

La charité et l'initiative privée devraient venir en aide à l'Assistance publique pour *nous doter enfin d'armes suffisantes* qui nous permettent d'aborder avec la certitude de la victoire cette lutte dont la solution est — il faut le dire et le répéter — vitale pour l'avenir de notre pays.

L'Œuvre de préservation contre la dissémination de la Tuberculose.

La tuberculose ne menace pas seulement ceux qui, parents ou enfants, cohabitent avec le tuberculeux; elle menace encore, dans les grandes villes, tous les débilités. Il faut donc, pour enrayer les progrès de la tuberculose, se préoccuper des deux questions suivantes dont nous allons successivement aborder l'étude.

1° Comment peut-on diminuer le nombre des candidats à l'infection tuberculeuse?

Tout être débile et épuisé, quelle que soit la cause de la faiblesse ou de l'altération de son organisme (que ce soit l'âge, les chagrins, les maladies, la misère, le surmenage, l'alcoolisme, l'insuffisance d'alimentation ou la mauvaise hygiène), est une victime désignée d'avance à l'infection tuberculeuse. Le champ d'activité est donc ici illimité, et force nous est d'esquisser seulement à grands traits, au risque d'être très incomplet, tous les efforts que l'on doit encourager dans cet ordre d'idées. Il faut placer au premier rang les œuvres qui s'efforcent d'enrayer le développement de l'alcoolisme, la plaie et la honte de notre pays : les Ligues antialcooliques, la Croix bleue qui cherche non seulement à guérir les buveurs mais plus encore à préserver la jeunesse. L'alcool fait le lit de la tuberculose et mine la résistance du buveur et de sa descendance. Notre effort sera stérile tant que le nombre des alcooliques, véritables déchets sociaux, ne commencera pas à décroître.

Toutes les œuvres qui se donnent pour but d'améliorer la santé des enfants ou des jeunes gens : Recouvrances, Colonies de vacances, Œuvres de la montagne ou de la mer, Marguerites, contribuent aussi pour une part importante à restreindre le nombre des futurs candidats à l'infection tuberculeuse. Les moyens d'action de ces œuvres, susceptibles d'améliorer notre race, ne seront jamais trop considérables : elles font beaucoup mais il faut faire plus encore et même beaucoup plus.

Nous ne pouvons que souligner l'importance des questions suivantes :

Protection de la femme qui est enceinte et qui nourrit; amélioration des logements ouvriers; création de nouveaux restaurants populaires et de restaurants de nourrices; amélioration des conditions du travail féminin et notamment du travail à domicile; aide et protection des convalescents à leur sortie de l'hôpital lorsqu'ils rentrent chez eux pour y trouver la misère et des dettes.

La lutte contre la tuberculose est donc avant tout une lutte sociale, une lutte contre la misère. Toutes les œuvres qui, à un titre quelconque, s'efforcent d'améliorer l'hygiène et les conditions de vie du malheureux et du déshérité, et nous ne pouvons les citer toutes, y collaborent efficacement.

2° Comment empêcher un tuberculeux de contaminer sa famille?

Rechercher les tuberculeux et les soigner, ce n'est qu'une partie de la lutte contre la propagation de la tuberculose et ce n'est pas, il faut bien le reconnaître, la plus importante. Trop souvent, hélas ! dans la classe pauvre où le malade ne peut ni s'arrêter de travailler à temps, ni se soigner le temps nécessaire, ni éviter tout surmenage et toute imprudence lorsque à peine guéri il rentre chez lui pour y trouver la misère et des dettes, trop souvent dans la classe pauvre on ne réussira qu'à prolonger les tuberculeux ; la guérison complète ne sera qu'exceptionnellement obtenue. Il faudra donc, sans se désintéresser des victimes trop souvent condamnées d'avance, porter tous ses efforts vers ceux que la tuberculose n'a encore qu'effleurés et vers ceux qu'elle menace.

Pour empêcher radicalement toute contagion, il faudrait pouvoir isoler le tuberculeux de son milieu familial, tant que ses crachats contiennent des bacilles de Koch. Cette mesure n'est réalisable que temporairement et force nous est bien, en présence du nombre considérable de tuberculeux et de la durée de leur maladie, de les renvoyer chez eux après une plus ou moins longue hospitalisation. A défaut de cet isolement irréalisable, on peut du moins s'efforcer d'inculquer au tuberculeux et à sa famille quelques principes d'hygiène : Le tuberculeux ne doit pas partager son lit avec un enfant ou même avec tout autre individu sain. Il ne doit pas porter ses lèvres à la même cuiller ou au même bol que son enfant. Il ne doit pas cracher à tort et à travers, ni même contaminer ses mouchoirs; il doit se servir de crachoirs de poche soigneusement désinfectés suivant les indications données aux consultations du dispensaire. Son linge doit être mis à part dans un sac particulier et lavé séparément quand il ne sera pas désinfecté par les soins du dispensaire. L'appartement sera quotidiennement aéré et les enfants seront le plus possible tenus à l'écart, dans une autre pièce s'il est possible, et au grand air. Enfin, après décès on pourra obtenir, par les soins du dispensaire ou du bureau d'hygiène une désinfection du domicile et de tout ce dont s'est servi le tuberculeux; il faudra éviter que les vêtements et le linge du malade soient portés par l'un des siens avant d'avoir été désinfectés et exposés au soleil et à l'air.

Il n'est pas impossible de faire comprendre à la famille du tuberculeux et au tuberculeux lui-même la nécessité de pareilles mesures. On n'oubliera pas de répéter au malade que, s'il est en état de résister à sa maladie (et l'on saura, suivant les cas, parler de simple bronchite, ou de tuberculose guérissable si le malade est exactement renseigné), sa femme et surtout ses enfants plus délicats ne pourront y résister.

Il faudra revenir souvent à la charge et veiller, s'il est possible, à l'exécution de ces mesures essentielles de préservation.

Il sera particulièrement indiqué d'adresser les enfants des tuberculeux à toutes les œuvres susceptibles d'améliorer leur état général : Recouvrance Chabrières-Arlès, du Point-du-Jour; Recouvrance de Champagne; Colonies de vacances pour la montagne ou pour la mer et, s'ils sont atteints d'états scrofuleux, de coxalgie, de tumeur blanche, Hôpital Renée-Sabran à Giens.

En agissant ainsi, non seulement on les soustraira pendant quelques semaines au risque de contagion, mais on rendra leur organisme moins facilement contaminable étant donné le rôle primordial du terrain dans la dissémination de la tuberculose. On a scientifiquement démontré, nous l'avons déjà dit, que la tuberculose n'est pas à proprement parler héréditaire : l'enfant hérite simplement d'un organisme vulnérable, plus prédisposé qu'un autre à l'infection tuberculeuse. L'Œuvre de Grancher qui enlève, avec le consentement de leurs parents, dès la naissance, les enfants des tuberculeux et qui les élève à la campagne, réussit à en faire des êtres valides et absolument normaux. Toutes les fois qu'il sera possible de préserver ainsi les enfants des tuberculeux, en les remettant s'ils sont jeunes à l'Œuvre de Grancher, ou en les plaçant à la campagne s'ils sont plus âgés, il ne faudra pas hésiter, et ceci, surtout dans les milieux familiaux sur lesquels la fatalité semble s'acharner et où la tuberculose implantée en maîtresse fait d'incessants ravages.

Nous venons d'esquisser à grands traits quel plan de tactique doivent adopter tous ceux qui veulent collaborer à l'œuvre qui s'impose à tout esprit clairvoyant, à tout cœur sincèrement épris de patriotisme et de charité chrétienne.

En dépit de sa vitalité, *la France se meurt : elle manque d'enfants* et deux fléaux, *l'alcoolisme* et la *tuberculose,* y sévissent plus cruellement qu'en tout autre pays. Il ne tient qu'à nous d'enrayer les progrès de la décadence physique qui nous menace en pleine prospérité intellectuelle et matérielle. Nul ne doit se dérober à cette tâche; nul ne doit déserter la lutte contre la tuberculose qui, pour être efficace, demande la collaboration de tous les hommes de bonne volonté.

Le Rôle du Visiteur et de la Visiteuse

dans la lutte quotidienne

contre la Propagation de la Tuberculose

INDICATIONS ET RENSEIGNEMENTS PRATIQUES

I. — Ce que le visiteur et la visiteuse peuvent faire pour le tuberculeux indigent

Le visiteur et la visiteuse s'efforceront de *rechercher* et de *dépister* toutes les tuberculoses au début et toutes les tuberculoses qui s'ignorent. Cette œuvre est d'importance primordiale, car, sans elle, tous les efforts de la lutte anti-tuberculeuse demeureront vains et inefficaces. Et, cependant, rien n'a encore été fait dans ce sens. Cette tâche incombe à tous ceux qui visitent les pauvres ; elle dépend de leur initiative individuelle et de leur bonne volonté. **Tous les suspects seront envoyés à la visite médicale.**

Consultations de l'Infirmerie protestante.
Société des Pauvres Malades.
Consultations du Dispensaire général.
Consultations du Bureau de bienfaisance.

Le diagnostic de tuberculose étant confirmé, **le visiteur et la visiteuse useront de toute leur influence pour que le tuberculeux indigent se soigne régulièrement.** Ils l'adresseront, suivant les cas, à l'une des œuvres d'hospitalisation ou à l'une des consultations pour tuberculeux. Ils ne se contenteront pas de les indiquer, mais ils s'efforceront encore de prendre à leur charge toutes les démarches nécessaires et ils s'assureront que leurs conseils sont suivis.

1° L'hospitalisation des tuberculeux. — Les tuberculeux doivent être hospitalisés :

Au début, parce qu'ils ont ainsi plus de chances de guérir ;

A la période ultime, parce qu'ils sont très contagieux pour leur entourage ;

Toutes les fois qu'ils présentent des accidents aigus, crachement de sang, bronchite, fièvre, diarrhée.

A défaut d'hôpitaux spéciaux pour tuberculeux, dont la nécessité s'impose, mais qui n'existent pas encore, ces malades seront adressés dans tous ces cas **à l'Infirmerie protestante et aux Hôpitaux civils.**

Les tuberculeux « curables » et les tuberculeux « au début » seront inscrits au **Sanatorium Félix Mangini d'Hauteville** (bureau : 60, quai de l'Hôpital). On les fera inscrire sans retard (car l'admission demande un mois et demi à trois mois), en fournissant un bulletin de naissance du malade, qui doit avoir dix-huit ans résolus.

La durée minimum de séjour est de quatre mois.

Les frais de séjour seront payés :

Soit **par la ville** et le département (partiellement ou en totalité), après **requête au Maire** adressée au moment même de l'inscription. La réponse ne sera donnée qu'après enquête, mais il suffit que cette réponse parvienne au moment de la visite médicale qui précède l'admission ;

Soit **par les Hôpitaux civils** lorsque le malade y a séjourné et a été inscrit par l'Administration et sur la demande d'un médecin des hôpitaux au cours même de son séjour à l'hôpital. Ce procédé d'admission est notablement moins rapide que le précédent, car les hôpitaux civils ne disposent que de vingt lits au Sanatorium ;

Soit enfin **par la charité privée** (personne isolée ou collectivité s'intéressant au malade), à raison de 2 fr. 50 par jour, le mois étant payé d'avance. Un malade inscrit **par l'hôpital** peut entrer **avant son tour**, si la charité privée s'offre à couvrir le montant des frais de séjour jusqu'à ce moment.

L'Œuvre lyonnaise des hospices pour tuberculeux (œuvre de l'abbé Papon, Bureau, 7, avenue de la Bibliothèque) admet aussi à Saint-Genis-l'Argentière les tuberculeux au début, mais exclusivement les femmes (trente lits). Cette même œuvre hospitalise encore au Point-du-Jour les tuberculeuses incurables à la dernière période (trente lits).

L'hôpital Renée Sabran, à Giens (Var), reçoit les enfants (garçons, de quatre à douze ans; filles, de quatre à quinze ans) qui ont besoin d'un traitement marin. Ce traitement convient surtout aux scrofuleux, aux lymphatiques, aux tuberculoses osseuses articulaires (tumeurs blanches, coxalgies, maux de Pott) et ganglionnaires. La durée du séjour est de trois mois, sauf prolongation. On fera entrer dans un **service de la Charité** (médecine ou chirurgie) tout enfant indigent qui paraît avoir besoin d'un séjour à Giens, en priant le chef de service de le faire inscrire s'il y a lieu. L'enfant n'a pas besoin de rester à la Charité en attendant le jour du départ, il en est prévenu par lettre. Les indigents sont traités **gratuitement** à l'Hôpital Renée Sabran.

2° Les Dispensaires et Consultations pour tuberculeux.

— Tout tuberculeux qui ne peut être hospitalisé, tout tuberculeux chronique susceptible de continuer son travail, doit suivre régulièrement une consultation pour tuberculeux.

Consultations pour tuberculeux du Dispensaire général (124, rue Molière), le mardi et le vendredi, à 11 heures du matin; le mercredi, à 8 heures du soir. Pour y être admis, les malades doivent présenter une carte du dispensaire (ce n'est pas indispensable) et une lettre d'un médecin du dispensaire (ou, à défaut, d'un médecin de Lyon).

Consultations du Dispensaire antituberculeux (type Calmette, Directeur : professeur J. Courmont). Suivant l'arrondissement dont dépend le malade : les mercredi, vendredi, 8 heures du matin, 9, rue Chevreul, et jeudi, 8 heures du matin, place Saint-Vincent. Pour y être admis, le malade doit d'abord s'adresser à un médecin du Bureau de bienfaisance (indispensable). Il se fait encore, pour les tuberculeux qui travaillent, des consultations le soir (indications spéciales du médecin).

II. — Ce que le visiteur et la visiteuse doivent faire pour protéger la famille du tuberculeux

Pour éviter la contagion, le visiteur et la visiteuse devront :

1° **Veiller à l'observation des règles d'hygiène** : usage et désinfection des crachoirs de poche, mise à part et désinfection du linge, désinfection du domicile.

Les *dispensaires* distribuent des **crachoirs de poche** avec liquide désinfectant et indications.

Le *Dispensaire antituberculeux* (rue Chevreul) **désinfecte en cours de traitement le linge et le domicile** des tuberculeux.

Le *Bureau d'hygiène* (rue Bât-d'Argent) **désinfecte le linge et le domicile** du tuberculeux sur déclaration médicale ou demande des intéressés, **après décès, envoi à l'hôpital ou changement de domicile.**

2° **Isoler les débiles et les enfants du milieu contaminé.** — Toutes les fois qu'il sera impossible de faire hospitaliser le tuberculeux, le visiteur et la visiteuse s'efforceront d'isoler le plus possible du milieu contaminé ceux que la contagion menace le plus directement : les enfants et les débiles. Ils les adresseront à toutes les œuvres : **Recou= vrances, Colonies des vacances, Marguerites, Jeunes filles à la campagne, Œuvres des Convalescents** (asile Morlot, asile Déthel) qui, tout en isolant momentanément, auront surtout pour résultat d'améliorer leur état général et d'augmenter leur résistance à l'infection.

Ils pourront, si cette mesure radicale s'impose, confier les jeunes enfants de souche tuberculeuse mais non encore malades à : **l'Œuvre de préservation de l'enfance contre la tuberculose** (dite Œuvre du professeur Grancher, Président de la Section lyonnaise, M. le professeur Weill). L'Œuvre place ses pupilles à la campagne, sous la surveillance médicale et les y maintient pendant des mois, des années, tant que le foyer familial reste suspect, tant que la mort ou la guérison du membre tuberculeux n'aura pas amené la solution définitive. Les parents gardent cependant tous leurs droits sur leurs enfants. Inscription et visite médicale à la Charité dans la clinique du professeur Weill.

Ils devront enfin s'efforcer de faire **placer à la campagne les jeunes gens** dont les parents sont tuberculeux, pour mettre leur organisme, prédisposé à l'infection tuberculeuse, à l'abri de la contagion familiale et de la contagion interurbaine.

III. — Ce que l'on doit faire pour diminuer le nombre des candidats à l'infection tuberculeuse

La lutte contre la propagation de la tuberculose ne se limite pas à l'action directe que nous venons d'indiquer, il faut encore, pour diminuer dans les villes le nombre des victimes vouées sans défense à l'infection tuberculeuse :

1° Fortifier par tous les moyens l'organisme de tous les enfants débiles. — Le visiteur et la visiteuse doivent rechercher ces enfants, en dehors même des milieux frappés par la tuberculose, et les adresser aux œuvres suivantes, qui ne reçoivent d'ailleurs que des **anémiés non contagieux et non tuberculeux.**

Recouvrance Chabrières-Arlès, au Point-du-Jour : pour jeunes garçons de quatre à quatorze ans.

Recouvrance de Champagne : pour les jeunes filles de trois à seize ans.

Colonies de vacances : Enfants à la montagne de l'Eglise Réformée; Enfants à la montagne de l'Eglise évangélique (siège : 10, rue Lanterne). Assistance fraternelle de l'enfance par la jeunesse (siège : 37, cours Morand). Œuvre municipale des enfants à la montagne (Caisse des écoles) qui s'occupe surtout des candidats à la tuberculose.

Les Marguerites, au Chambon de Tence, pour femmes et jeunes filles, et l'**Association des jeunes filles à la campagne** (siège : Lycée de jeunes filles).

2° S'intéresser à toutes les œuvres qui s'efforcent d'améliorer l'hygiène des classes pauvres. — Nous ne pouvons que signaler ici l'importance primordiale des efforts de la **Croix bleue,** de l'**Espoir lyonnais,** l'utilité des œuvres des **Jardins ouvriers,** des **Logements à bon marché,** des **Restaurants ouvriers,** des **Restaurants des nourrices,** de la **Société protectrice de l'enfance,** et de la **Goutte de lait.**

Lyon. — Imprimerie A. REY, 4, rue Gentil. — 62597